Margarete Heusch
Anja Lemloh

BE bequem berechnet

Über 850 aktuelle Fertigprodukte,
Süßigkeiten und Getränke:
BE und Kalorien auf einen Blick

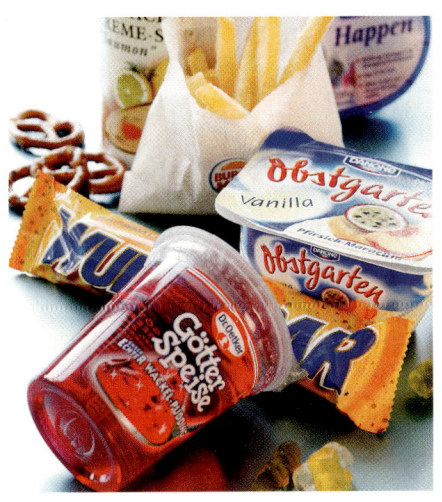

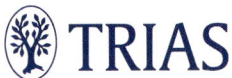

Die Autorinnen:
Margarete Heusch ist Diätassistentin,
Anja Lemloh Diplom-Oecothrophologin.
Beide haben eine Zusatzausbildung zur
Diabetesberaterin DDG. Zusammen ar-
beiten sie im Diabetesteam der Medizini-
schen Universitätsklinik, Knappschafts-
krankenhaus in Bochum.

Bibliografische Information
der Deutschen Nationalbibliothek
Die Deutsche Nationalbibliothek verzeichnet
diese Publikation in der Deutschen
Nationalbibliografie; detaillierte bibliografische Daten sind im Internet über
http://dnb.d-nb.de abrufbar.

Ihr TRIAS Verlag

E-Mail Leserservice:
heike.bacher@medizinverlage.de

Adresse:
Lektorat TRIAS Verlag, Postfach 30 05 04,
70445 Stuttgart, Fax: 07 11-89 31-7 48

Programmplanung: Uta Spieldiener

Umschlaggestaltung und Layout:
CYCLUS Visuelle Kommunikation, Stuttgart

Umschlagfoto: Chris Meier, Stuttgart

Wichtiger Hinweis: Wie jede Wissenschaft ist
die Medizin ständigen Entwicklungen unter-
worfen. Forschung und klinische Erfahrung
erweitern unsere Erkenntnisse, insbesondere
was Behandlung und medikamentöse Thera-
pie anbelangt. Soweit in diesem Werk eine
Dosierung oder eine Applikation erwähnt wird,
darf der Leser zwar darauf vertrauen, dass
Autoren, Herausgeber und Verlag große Sorg-
falt darauf verwandt haben, dass diese Angabe dem **Wissensstand bei Fertigstellung
des Werkes** entspricht.
Für Angaben über Dosierungsanweisungen
und Applikationsformen kann vom Verlag jedoch keine Gewähr übernommen werden.
Jeder Benutzer ist angehalten, durch sorgfäl-
tige Prüfung der Beipackzettel der verwendeten Präparate und gegebenenfalls nach Kon-
sultation eines Spezialisten festzustellen, ob
die dort gegebene Empfehlung für Dosie-
rungen oder die Beachtung von Kontraindika-
tionen gegenüber der Angabe in diesem Buch
abweicht. Eine solche Prüfung ist besonders
wichtig bei selten verwendeten Präparaten
oder solchen, die neu auf den Markt gebracht
worden sind. **Jede Dosierung oder Applikation
erfolgt auf eigene Gefahr des Benutzers.** Autoren und Verlag appellieren an jeden Benutzer, ihm etwa auffallende Ungenauigkeiten
dem Verlag mitzuteilen.
Die Ratschläge und Empfehlungen dieses
Buches wurden vom Autor und Verlag nach
bestem Wissen und Gewissen erarbeitet und
sorgfältig geprüft. Dennoch kann eine Garantie
nicht übernommen werden. Eine Haftung des
Autors, des Verlages oder seiner Beauftragten
für Personen-, Sach- oder Vermögensschäden
ist ausgeschlossen.

3. vollständig überarb. und erweiterte Auflage

© 2008 TRIAS Verlag in MVS Medizinverlage
Stuttgart GmbH & Co. KG
Oswald-Hesse-Straße 50, 70469 Stuttgart

Printed in Germany

Satz: Fotosatz Buck, Kumhausen
gesetzt in InDesign CS3
Druck: Westermann Druck Zwickau GmbH,
08058 Zwickau

Gedruckt auf chlorfrei gebleichtem Papier

ISBN 978-3-8304-3422-1   1 2 3 4 5 6

Inhalt

Einführung

Gesunde Ernährung ist für Sie als Diabetiker von großer Bedeutung. Sie hilft Ihnen, Ihre persönlichen Therapieziele zu erreichen, Folgeerkrankungen aktiv vorzubeugen und Ihre Lebensqualität zu erhalten oder zu verbessern.

Ein Besuch im Schnell-Imbiss, das köstliche Eis beim Italiener oder die Tiefkühl-Pizza vor dem Fernseher gehören hin und wieder zu Ihrem Leben mit Diabetes! Voraussetzung ist allerdings, dass Sie den BE-Gehalt dieser Nahrungsmittel sicher abschätzen können bzw. eine möglichst kalorienarme Variante wählen, wenn für Sie das Thema »Abnehmen« eine Rolle spielt.

Unsere BE-Tabelle hilft Ihnen dabei. Während der BE-Gehalt zahlreicher Grundnahrungsmittel wie Getreideprodukte, Milch und Milchprodukte oder Obst sich in üblichen Kohlenhydrat-Austauschtabellen nachlesen lässt, suchen Sie Kalorien- und BE-Angaben zu Süßigkeiten, Fertigprodukten, exotischen Obstsorten und zahlreichen Getränken dort jedoch meist vergebens. Diese Lücke füllt unsere Tabelle! Klein, handlich, übersichtlich passt sie in jede Hand- oder Hosentasche und ist so auch beim Einkaufen und unterwegs immer dabei.

Für die »Alltagstauglichkeit« haben wir besonders auf Angaben in üblichen Portionsgrößen geachtet. Bitte denken Sie aber daran, dass es gerade bei selbst zubereiteten Gerichten aufgrund unterschiedlicher Rezepturen zu erheblichen Abweichungen kommen kann! Auch war es bei dem überaus großen Warenangebot im Lebensmittelbereich nicht möglich, alle Hersteller und sämtliche Produkte aufzuführen. Mit der von uns getroffenen Auswahl ist keine Empfehlung verbunden. Viele Produkte unterschiedlicher Firmen ähneln sich in Rezeptur und Packungsgröße, so dass der BE-Gehalt oft vergleichbar ist.

HINWEIS

Bei der Berechnung sind wir davon ausgegangen, dass 1 BE 10 g Blutzucker erhöhenden Kohlenhydraten entspricht. Häufig verwendet man für den Begriff BE (Broteinheit) auch die Bezeichnungen KE (Kohlenhydrateinheit) oder KH-Portion (Kohlenhydrat-Portion).

Obwohl wir uns um Aktualität bemüht haben, können wir nicht ausschließen, dass Hersteller ihre Rezepturen oder Portionsgrößen ändern. Beachten Sie daher auch Nährstoffangaben auf den Verpackungen bzw. Nährwertanalysen im Internet.

Alle Angaben unserer Tabelle haben wir sorgfältig recherchiert, trotzdem können wir keine Gewähr für eventuelle Fehler übernehmen.

Als Diabetiker gut essen und genießen

Essen und Trinken ist ein wichtiger Baustein Ihrer Diabetestherapie. In einer Schulung bei Ihrem Hausarzt oder Diabetologen können Sie sich ausführlich darüber informieren, welche Aspekte bei Ihrer Therapieform von besonderer Bedeutung sind. Wenn Sie übergewichtig sind, sollten Sie versuchen Gewicht abzunehmen, indem Sie den Verzehr von kalorienreichen Lebensmitteln einschränken, die reichlich Fett, Haushaltszucker und Alkohol enthalten. Die Kalorienangaben in unserer Tabelle können Ihnen dabei helfen, auch bei Süßigkeiten und Fertiggerichten eine geeignete Auswahl zu treffen.

Auch wenn sich das noch vor einigen Jahren übliche strenge Diät-Regime für »Zuckerkranke« deutlich gelockert hat: einige wichtige Punkte müssen Sie beim Essen und Trinken dennoch beachten!

▌ In den neuesten Leitlinien der Deutschen Diabetes Gesellschaft wird folgende Nähstoffverteilung empfohlen:

So verteilen Sie Ihre Nährstoffe optimal

Nährstoff	Menge
Kohlenhydrate	45–60 % der täglichen Kalorienmenge. Dabei sollten Gemüse, Hülsenfrüchte, Obst und Getreideprodukte aus vollem Korn die Haupt-Kohlenhydratlieferanten sein.
Fett	30–35 % der täglichen Kalorienmenge
Eiweiß	10–20 % der täglichen Kalorienmenge

Die meisten Diabetiker essen zu wenig Kohlenhydrate, aus Angst vor einer möglichen Blutzuckererhöhung. Fett und Eiweiß werden dagegen häufig bedenkenlos verzehrt. Die für Sie optimale BE-Menge sollten Sie mit Ihrem Diabetesteam besprechen. Spezielle Diät- oder Diabetikerprodukte sind in Ihrer Ernährung nicht erforderlich.

Wir wünschen Ihnen alles Gute

Ihre
Margarete Heusch und Anja Lemloh

Zucker, süße Brotaufstriche, Backzutaten

Zucker

	BE	kcal
Haushaltszucker, brauner Zucker, 1 EL, 10 g	1,0	40
Kandiszucker, 5 Stück, 10 g	1,0	40
Milchzucker, 1 EL, 10 g	1,0	40

Süße Brotaufstriche

	BE	kcal
Ahornsirup, 1 EL, 25 g	1,5	65
Apfel- oder Rübenkraut, 1 EL, 25 g	2,0	ca. 70
Erdnusscreme, 1 EL, 25 g	0,5	150
Eszet Schnitten, Vollmilch, Zartbitter	0,5	ca. 50
Honig, 1 EL, 25 g	2,0	75
Konfitüre, Marmelade, 1 EL, 25 g	1,5	65
Nussnougatcreme, 1 EL, 20 g	1,0	105
Pflaumenmus, 1 EL, 25 g	1,5	50

Backzutaten

	BE	kcal
Marzipanrohmasse, 100 g	5,0	450
Nougat, 100 g	6,5	500
Schokoladenstreusel, 2 EL, 30 g	2,0	130
Tortenguss, klar und rot, 13 g	1,0	40
Tortenguss, mit Zucker, 20 g	1,5	70
Vanillinzucker, 1 Beutel, 8 g	1,0	30
Zitronat, Orangeat, 100 g	7,0	295

Frühstücksflocken, Müsli

Damit Sie sich bei der Zubereitung der Frühstücksflocken an Ihren persönlichen Vorlieben orientieren können, wurden die Angaben – auf das Trockengewicht bezogen – ohne weitere Zutaten berechnet.

	BE	kcal
Aldi		
1 Portion ohne Milch:		
Frucht Müsli 40 % Fruchtanteil, 65 g	2,5	140
Gebackenes Knuspermüsli, 65 g	2,5	180
Knusper Erdbeer Müsli, 65 g	5,0	275
Knusper Früchte Müsli, 65 g	4,0	300
Knusprige Joghurt Flakes, 65 g	2,5	160
Schoko Müsli 25 % Milchschokolade, 65 g	2,5	165
Wellnes Flakes, fettarm, 30 g	2,5	110
Gourmet Flakes:		
– Schokolade Red Fruit, 30g	2,5	120
Honey Balls, Schoko Chips, 30 g	2,5	115
Hoops, 30 g	2,5	105
Nougat Bits, 30 g	2,0	135
Staars, 30 g	2,5	105
White Flakes, 30 g	2,5	115
Zimt Chips, 30 g	2,0	130
Kellogs		
1 Portion ohne Milch, 30 g:		
Chocos	2,5	115
Cornflakes	2,5	110
Dayvita Flakes	2,0	105
Dayvita Sticks	1,5	95

	BE	kcal
Frosties / Frosties mit wenig Zucker	2,5	110
Fruit Loops mit wenig Zucker	2,5	115
Honey Loops	2,5	110
Smacks	2,5	110
Special K	2,5	110
Toppas	2,0	105
Kölln		
1 Portion ohne Milch:		
Fit for Fun, 50 g	3,5	190
Früchte Vollkorn Müsli, 50 g	3,0	170
Haferfleks mit Kleie, 30 g	1,5	200
Haferkleieflocken, 24 g	1,0	75
Knusperflakes Müsli Schoko, 50 g	3,5	200
Knusper Müsli Schoko & Krokant, 50 g	3,0	230
Knusprige Haferfleks Honig, 30 g	2,5	115
Knusprige Haferfleks, Knusprige Haferfleks Schoko, 30 g	2,0	110
Knusprige Multikornflocken, 40 g	2,5	135
Zauberfleks, Schoko und Honig, 30 g	2,5	ca. 120
Lidl		
1 Portion ohne Milch, 30 g:		
Früchte Knusper-Müsli, Schoko-Nuss-Knusper-Müsli	2,0	135
Crown field		
– Balance Banane Schoko, Apfel	2,5	110
– Balance Honig Schoko, Joghurt Orange	2,5	ca. 120
– Bran Flakes	2,0	90
– Choco Rice, Moons	2,5	110
– Flakers Choco	2,5	110
– Flakers Honey and Peanuts	2,5	115
– Fruit'n Fibre	2,5	110

Frühstücksflocken, Müsli

	BE	kcal
– Fruit Rings	2,5	110
– Honey Balls	2,5	115
Master Crumble Wellness Flakes:		
– Fruit Muesli	2,0	95
– Joghurt Krokant Erdbeer Vanille Muesli	2,0	135
– Rice & Wheat, Chocolate, Strawberry	2,5	ca. 120
– Schoko Muesli	2,0	120
Nestlé		
1 Portion ohne Milch, 30 g:		
Cini-Minis	2,5	125
Clusters Chocolade / Mandel-Nuss	2,0	115
Fitness & Fruits, Fitness	2,5	ca. 105
Lion Cereals	2,5	125
Nesquick Knusper-Frühstück	2,5	115
Trio	2,5	115

Sonstige Getreideprodukte/Müslis/Müsli-Riegel

	BE	kcal
Birchermüsli, Früchtemüsli ohne Zucker, 30 g	2,0	95
Fitness-Riegel multifrucht (Aldi), 1 Riegel, 30 g	2,0	100
Kellogs Müslix Müsli-Riegel Schokolade/Weiße Schoko (1 Riegel)	1,5	110
Kellogs Special K Cerealien-Riegel, alle Sorten (1 Riegel)	1,5	85
Trauben-Nuss-Müsli, 30 g	1,5	100
Weetabix Original (2 Stück), ohne Milch, 38 g	2,5	125

Fertigteige

	BE	kcal
Blätterteig (Nestlé), 1 Packung, 230 g	9,5	970
Cookies aus Fertigteig (Nestlé), alle Sorten, 1 Stück gebacken (23 g)	1,5	100
Knoblauch-Ecken (Knack & Back), 1 Stück, 43 g	1,5	135
Muffins (Nestlé), 1 Stück gebacken (50 g)	2,5	200
Mürbeteig für Plätzchen (Nestlé), 100 g	5,5	470
Pizzateig (Nestlé), 1 Packung, 230 g	10,0	945
Rührkuchen (Nestlé), 1 Stück gebacken (50 g)	2,5	215
Schokokuchen (Nestlé), 1 Portion gebacken (50 g)	2,0	200
Schwarz-Weiß-Gebäck (Nestlé), 100 g	5,5	485
Vanillekipferl-Teig (Nestlé), 100 g	5,0	455
Zimtstern-Teig (Nestlé), 100 g	7,0	405

Brotspezialitäten, Zwieback

Brotspezialitäten

Bagels, 1 Stück	3,0	155
Brioche, 1 Scheibe, 50 g	2,5	185
Croissant, 1 Stück, 50 g	2,0	190
Finnkorn Roggen-Toastbrötchen (Aldi), 1 Stück, 65 g	3,0	145
Fladenbrot, 1/4 Laib, 125 g	6,0	285

Brotspezialitäten, Zwieback

	BE	kcal
Hamburger-Brötchen, 1 Stück, 50 g	2,5	140
Hefezopf, 1 Scheibe	4,0	255
Hot-Dog-Brötchen, 1 Stück, 63 g	3,5	170
Laugenbrezel, Laugenbrötchen, 1 Stück, 50 g	2,0	115
Laugenstange, 1 Stück, 75 g	3,5	170
Mehrkorn Toastbrötchen (Aldi), 1 Stück	1,5	100
Milchbrötchen (Lidl), 1 Stück, 40 g	2,0	140
Partybrötchen, Golden Toast Mini-Brötchen, 1 Stück, ca. 30 g	1,5	85
Pumpernickel, 1 Scheibe, 40 g	1,5	75
Rosinenbrot, 1 Scheibe, 45 g	2,5	135
Rosinenbrötchen, 1 Stück, 60 g	3,5	180
Sandwich-Toast (Golden Toast), 1 Scheibe, 37 g	2,0	85
Sandwich-Toast-Taschen (Harry), 1 Stück, 67 g	3,5	160
Schokobrötchen (Aldi, Lidl), 1 Stück, 50 g	2,5	195
Schoko-Croissant, 1 Stück, 60 g	2,5	250
Sesamring, türkisches Gebäck, 1 Stück, 15 cm/110 g	5,0	200
Stuten, gesüßtes Weißbrot, 1 Scheibe, 50 g	2,5	120
Toastbrötchen (Golden Toast), 1 Stück	2,0	125
Wasa Skorpa, 3 Stück	2,0	120
Knack & Back (Pillsbury):		
– Croissant, 1 Stück, 42 g	1,5	145
– Mehrkornbrötchen, 1 Stück, 83 g	3,5	210
– Schoko-Croissant, 1 Stück, 46 g	1,5	160
– Sonntags-Brötchen, 1 Stück, 50 g	2,5	135

Zwieback (Brandt)

	BE	kcal
Anis-Zwieback, 1 Stück, 16 g	1,5	60
Biskuit-Zwieback, 2 Stück, 16 g	1,0	65
Kokos-Zwieback, 1 Stück, 19 g	1,5	80
Kokos-Zwieback, mini, 2 Stück, 12 g	1,0	50
Schoko-Zwieback, 1 Stück, 16 g	1,0	70
Schoko-Zwieback, mini, 3 Stück, 15 g	1,0	70
Schoko-Zwieback, mini, Zartbitter, 4 Stück, 20 g	1,0	90
Vollkorn-Zwieback, 1 Stück	0,5	30

Herzhaftes Kleingebäck

Brot-Chips, ca. 12 Stück, 15 g	1,0	70
Chippos, 9 Stück, 15 g	1,0	75
Erdnussflips, 25 g	1,0	140
Erdnüsse im Teigmantel, 50 g	0,5	130
Grissini, 2 Stück	1,0	65
Kartoffelchips, 25 g	1,0	135
Käse-Blätterteigstange, 3 Stück, 20 g	1,0	100
Käsegebäck, 50 g	2,5	285
Nachos, 20 Stück, 17 g	1,0	90
Pan Tostado, 2 Stück, 20 g	1,0	95
Pringels Original, Chips, 11 Stück, 20 g	1,0	110
Rice Snack (Lidl), ½ Tüte, 75 g	5,5	310
Salzstangen, 10 Stück, 15 g	1,0	50
Tortilla Chips, 10 Stück, 15 g	1,0	75
Tuc (De Beukelaer), 7 Stück, ca. 32 g	2,0	155

	BE	kcal
Cheese Dip, 2 EL, 50 g	0,5	70
Hot Salsa Dip oder Mild Salsa Dip, 2 EL, 40 g	1,0	45

Kuchen, Torten, Gebäckteilchen

Bei Selbstgebackenem ist eine genaue BE-Angabe kaum möglich, da der KH-Gehalt je nach Rezept und Portionsgröße sehr unterschiedlich sein kann. Für unsere Berechnung haben wir Standardrezepte zugrunde gelegt und uns für die Portionsgrößen an folgenden Maßen orientiert:

1/12 bzw. 1/16 des Gesamtrezepts für Springform mit 26 cm Durchmesser

1/20 des Gesamtrezepts für Kastenform mit 30 cm Länge bzw. für 1 Standard-Backblech

Amerikaner, 1 Stück	4,5	310
Apfelkuchen (Hefeteig, vom Blech), 1/20	2,5	155
Apfelkuchen, gedeckt (Knetteig, vom Blech), 1/20	3,5	250
Apfelkuchen, sehr fein (Rührteig), 1/12	3,0	255
Apfelstrudel, 1/12	3,5	260
Apfeltaschen (Hefeteig), 1 Stück	4,0	235
Baumkuchen, 1/20 Kastenform	2,5	280
Berliner, Krapfen (mit Konfitüre), 1 Stück	2,5	240
Bienenstich, 1/20 Blech	3,5	360
Biskuitrolle mit Konfitüre, 1/12	3,5	200
Blätterteigteilchen (ohne Füllung), ca. 45 g	1,5	170
Buchteln (ohne Füllung), 1 Stück	3,5	260

	BE	kcal
Buttercremetorte, 1/16 Springform	3,0	290
Butterkuchen, 1/20 (Hefeteig vom Blech)	2,0	150
Christstollen, 1/16	4,0	365
Donauwellen, 1/20 vom Blech	4,5	450
Donuts, 1 Stück	2,5	230
Eberswalder Spritzkuchen (Fettgebäck)	2,0	140
Eierschecke, 1/20 vom Blech	3,0	260
Engadiner Nusstorte, 1/12 Springform (Knetteig)	5,0	490
Englischer Früchtekuchen, 1/16 Kastenform	4,0	240
Exquisa Snack, Feiner Käsekuchen Natur, 70 g	2,5	225
Florentiner, 1 Stück, 32 g	1,5	185
Frankfurter Kranz, 1/16 Kranzform	3,5	380
Friesische Streuseltorte, 1/12 Springform	5,5	560
Gewürzkuchen, 60 g	3,0	245
Gugelhupf, 1/16	4,5	395
Hefe-Rosinen-Schnecke, 65 g	3,0	180
Hefeteilchen mit Zuckerguss, 75 g	4,0	235
Holländische Kirschtorte, 1/12 Springform	4,5	415
Honigkuchen, 1/20 Blech	3,5	325
Kalter Hund, Kalte Schnauze, 1/20	2,5	280
Käsekuchen mit Streuseln, 1/12 Springform (Knetteig)	5,0	425
Käsesahnetorte, 120 g	3,5	315
Königskuchen, 1/20 Kastenform	2,5	240
Linzer Torte, 1/12 Springform (Knetteig)	3,0	270

	BE	kcal
Mandelhörnchen, 1 Stück, 45 g	2,5	200
Marmorkuchen, 1/20 Kranzform	3,0	270
Mohnstriezel, 1/20 (Hefeteig)	4,5	415
Möhrenkuchen, 1/20 Kastenform	2,5	245
Muffin (Lidl), 1 Stück, 75 g	4,0	ca. 320
Muzenmandeln (2 Stück)	1,0	95
Nussecken, 50 g	2,5	245
Nusszopf, 1/16 (Knetteig)	3,0	285
Obstkuchen, Französischer, 1/12 Springform (Knetteig)	3,5	290
Obsttörtchen (Ø 10 cm, Knetteig)	3,0	230
Pflaumenkuchen, Hefeteig, 100 g	3,5	185
Philadelphia Torte Classic, 1/12 Springform	2,0	320
Quarkbällchen (Fettgebäck), 1 Stück	1,0	110
Quarkstollen, 1/20	5,0	425
Quarkstrudel, 1/12	2,0	180
Quiche Lorraine, 1 Stück, ca. 90 g	1,5	335
Rehrücken, 1/20	1,5	200
Rotweinkuchen, 1/20 Kastenform	2,0	255
Russischer Zupfkuchen, 1/16 Springform	4,5	455
Sachertorte, 1/12 Springform	4,5	430
Sandkuchen mit Schokoglasur, 1/20 Kastenform	3,0	305
Schokoladen-Sahne-Torte, 1/16 Springform	2,5	275
Schwarzwälder Kirschtorte, 1/16 Springform	3,5	355
Schweineöhrchen, Blätterteig, 50 g	3,0	270
Streuselkuchen, Hefeteig, 70 g	4,0	275

	BE	kcal
Tortenboden, ohne Belag (Fertigprodukt aus Rührteig), 1/12, 25 g	1,5	90
Waffeln, Bergische (1 Stück mit 5 Herzen)	3,0	260
Waffeln, Frisch-Ei (Aldi, Lidl), 1 Stück, 21 g	1,0	95
Waffeln, Sahne (1 Stück mit 5 Herzen)	2,0	390
Windbeutel (ohne Füllung), 1 Stück	1,0	90
Zitronen-Sahne-Rolle, 1/16	2,5	275
Zwiebelkuchen (Hefeteig vom Blech), 1 Stück, ca. 90 g	1,5	335

Kekse, Plätzchen, Weihnachtsgebäck

	BE	kcal
Amaretti Morbidi, 6 Stück, 20 g	1,0	90
Amarettini, 11 Stück	1,0	45
American Cookies (z. B. Lidl, Aldi), 1 Stück, 19 g	1,0	95
Aniskekse, 2 Stück, 20 g	1,0	90
Baiser, 1 Stück, 25 g	2,0	110
Bethmännchen, 1 Stück	0,5	70
Buchstabengebäck (Russisch Brot), 4 Stück, 20 g	1,5	75
Butterkeks, 3 Stück, 15 g	1,0	65
Butterkeks mit Schokolade (Vollmilch, Zartbitter), 2 Stück à 14 g	1,5	ca. 140
Cantuccini, ital. Mandelgebäck, 3 Stück	1,0	60
Dominosteine, 2 Stück, 20 g	2,0	110

Kekse, Plätzchen, Weihnachtsgebäck

	BE	kcal
Doppelkeks mit Schokofüllung, 1 Stück, 25 g	1,5	120
Heidesand, 2 Stück, 12 g	1,0	60
Honigkuchen, 1 Stück, 70 g	4,5	235
Jaffa-Keks mit Fruchtfüllung, 1 Stück, 12 g	1,0	50
Kokos-Spritzgebäck (Aldi), 1 Stück, 25 g	1,5	140
Kölln Cakes, 1 Stück, 20 g	1,0	100
Lebkuchengebäck, 1 Stück, 40 g	2,5	160
Leibniz Milchsnack, 1 Stück, 25 g	1,5	130
Leibniz, Mini, 11 Stück	1,0	65
Leibniz, Mini Choco, 10 Stück	1,0	95
Löffelbiskuit, 2 Stück, 10 g	1,0	20
Makrone, 2 Stück, 20 g	1,0	80
Miniwindbeutel mit Sahne, TK, 4 Stück, 50 g	1,0	200
Müsliplätzchen, 4 Stück, 20 g	1,0	80
Nusskekse, 4 Stück, 20 g	1,0	100
Pfefferkuchenplätzchen, 1 Stück	0,5	40
Pfeffernüsse, 2 Stück, 12 g	1,0	40
Pick up Bahlsen, 1 Stück, 28 g	1,5	150
Printen, 1 Stück, 20 g	1,0	90
Prinzenrolle, 1 Stück, 24 g	1,5	115
Prinzenrolle weniger Zucker, 1 Stück, 18 g	1,0	85
Reiswaffel, Uncle Ben's, pro Scheibe	0,5	30
Reiswaffel, Uncle Ben's, Honig Nuss, pro Scheibe	1,0	45
Schwarz-Weiß-Gebäck, 2 Stück, 20 g	1,0	90
Sirupwaffeln (Holländische Stroopwafels), 1 Stück, 39 g	3,0	200
Spekulatius, 2 Stück, 20 g	1,0	90

	BE	kcal
Spritzgebäck (ohne Schokolade), 1 Stück	0,5	45
Vanillekipferl, 1 Stück	0,5	45
Vollkornplätzchen, 5 Stück, 25 g	1,0	100
Waffelröllchen, gefüllt, 2 Stück, 15 g	1,0	70
Zimtstern, 1 Stück	0,5	85

Süßigkeiten

Bis zu 10 % des täglichen Kalorienbedarfs können durch »freie Zucker« aufgenommen werden.

Dies bedeutet bei einem Kalorienbedarf von 1500 kcal eine Zuckermenge von ca. 40 g. Bei einer Tageskalorienmenge von 2000 kcal sind es ca. 50 g Zucker. Diese Mengen sind schnell erreicht.

Schokoladenprodukte

Schokolade pro Tafel, 100 g:		
– Alpenmilch	6,0	530
– Luflee (Milka)	6,0	535
– Marzipan	5,0	515
– Trauben-Nuss	6,0	490
– Weiss	6,5	535
– Zartherb	4,5	540
Moser Roth Schokoladentäfelchen (Aldi), à 25 g:		
– Caramel	1,5	135
– Edelbitter, Orange, Mandel, Vollmilch	1,0	ca. 140

Süßigkeiten

	BE	kcal
Chateau Schokoladenspezialitäten (Aldi):		
Knusper Milch Jumbo, 1 Stück, 21 g	1,0	120
Knusper Milch Snack, 1 Stück, 18 g	1,0	105
Schoko & Keks à 33 g, 1 Stück	2,0	ca. 170
Schoko Knusper Riegel, 1 Stück, 18 g	1,0	95
Schoko Milch Riegel, 1 Stück, 18 g	1,0	105
Ferrero		
Duplo, 1 Riegel	1,0	100
Garden Haselnuss, Kokos, Mandel, Pistazie, 3 Stück	1,0	150
Garden Himbeere/Erdbeere, 5 Stück	2,0	245
Hanuta, 1 Stück	1,0	115
Hanuta Mini, 2 Stück	1,0	110
Kinder bueno, 1 Stück, 21 g	1,0	120
Kinder bueno Mini, 4 Stück, 21 g	1,0	120
Kinder Chocofresh, 1 Stück, 21 g	1,0	120
Kinder Country, 1 Stück, 23 g	1,0	130
Kinder Country mini, 7 Stück	2,0	210
Kinder Happy-Hippo Cacao, 1 Stück, 21 g	1,0	120
Kinder Maxi King, 1 Stück	1,5	175
Kinder pingui, 1 Stück	1,0	130
Kinder Riegel, 1 großer Riegel, 21 g	1,0	115
Kinder Schoko Bons, 7 Stück	2,0	230
Kinder Schokolade, 1,5 Riegel, à 12 g	1,0	105
Kinder Überraschung, 1 Stück, 20 g	1,0	110
Küsschen, 3 Stück	1,0	160
Milch-Schnitte, 1 Stück	1,0	115
Mon Cherie, 1 Stück	0,5	45
Pocket Coffee, 3 Stück	2,0	150
Rocher, 1 Stück	0,5	70
Yogurette, 3 Riegel	2,0	210

	BE	kcal
Masterfood		
Amicelli, 2 Stück, 25 g	1,5	130
Balisto, alle Sorten, 1 Riegel, 20 g	1,0	100
Bounty, 1 Riegel, 2 Stück, 57 g	3,5	270
Mars, 1 Riegel, 54 g	4,0	245
M & M 's (Choco, Crisp), 1 Beutel, 45 g	3,0	ca. 215
Milky Way Crispy Rolls, 2 Stück, 25 g	1,5	130
Milky-Way, 1 Riegel, 30 g	2,0	135
Snickers, 1 Riegel, 60 g	3,0	300
Twix, 1 Riegel (2 Finger), 58 g	3,5	285
Milka		
I-Love-Milka-Pralinen, 3 Stück	1,0	100
Kleiner Genuss, 1 Täfelchen, 10 g	0,5	55
Leo Go, 1 Riegel, 48 g	3,0	255
Lila Pause, Erdbeer, Nuss , 1 Riegel, 37 g	2,0	205
Lufflee Riegel, 1 Stück, 34 g	2,0	180
M joy Alpine Milk, 1 Stück, 60 g	3,5	320
M joy Crispy Cereal, 1 Stück, 60 g	3,5	305
M joy Peanuts & Flakes, 1 Stück, 60 g	3,0	320
M joy Whole Hazelnuts, 1 Stück, 60 g	3,0	335
Montelino, 2 Stück	1,0	110
Nussini, 1 Riegel, 37 g	2,0	205
Sticks, 2 Riegel, ca. 24 g	1,0	140
Tender, 1 Riegel, 37 g	2,0	155
Tender Mini, 1 Stück	1,0	75
Nestlé		
After Eight, 1 Stück, 8 g	0,5	35
After Eight Fine Sticks, 2 Stück	0,5	45
After Eight My Favourite (i. D.), 1 Stück	0,5	40
Caramac, 1 Riegel, 30 g	1,5	160
Choco Crossies, 5 Stück à 4 g	1,0	100

	BE	kcal
Choclait Chips, ca. 10 Stück, 20 g	1,0	110
Crispos, Knusperkissen, 5 Stück, ca. 20 g	1,0	100
KitKat, 1 Riegel, 45 g	3,0	230
KitKat Chunky, 1 Riegel, 50 g	3,0	265
KitKat Chunky White, 1 Riegel, 46 g	2,5	250
KitKat Mini, 1 Riegel, 17 g	1,0	85
Lion, 1 Riegel, 45 g	3,0	225
Lion Kingsize, 1 Riegel, 69 g	4,5	345
Lion Mini, 1 Riegel, 17 g	1,0	85
Nesquick Snack, 26 g	1,5	110
Nuts, 1 Riegel, 50 g	3,0	230
Nuts Kingsize, 1 Riegel, 70 g	4,5	345
Nuts Mini, 1 Riegel, 18 g	1,0	80
Power Snack, 26 g	1,0	110
Smarties, 10 Stück, 10 g	1,0	50
Smarties Fruity, 5 Stück, 10 g	0,5	30
Smarties MiniMini, 1 Schachtel, 15 g	0,5	50
Storck		
Dickmann Mini dunkel, weiß, Vollmilch, 1 Stück, 8 g	0,5	35
Dickmann Schokokuss Super, 1 Stück, 28 g	2,0	100
Knoppers, 1 Stück, 25 g	1,5	130
Merci Pur, Crocant, Helle-, Herbe-, Kaffee-, Nougat Sahne, 3 Stück à 6 g	1,0	105
Merci Pur, Mandel Sahne, 4 Stück à 6 g	1,0	140
Toffifee, 1 Stück, 8 g	0,5	45
Sonstige		
Curly Wurly (Karamellstreifen), 1 Stück, ca. 26 g	2,0	115
Erfrischungsstäbchen, 3 Stück, ca. 15 g	1,0	55
Katzenzungen, 3 Stück	1,0	75

	BE	kcal
Marzipanbrot, 75 g	5,0	350
Mirabell Mozartkugeln, 1 Stück, ca. 17 g	1,0	90
Mokkabohnen, 10 Stück, 15 g	1,0	100
Nappo, 25 g	2,0	100
Praline, 1 Stück, 15 g	1,0	75
Ritter Sport Mini, 1 Stück, 16 g	1,0	85
Rumkugeln, 1 Stück, 20 g	0,5	80
Schokolinsen, 10 Stück, 15 g	1,0	60
Toblerone, 3 Zacken, 25 g	1,5	130
Weinbrandbohnen, 4 Stück, 30 g	1,0	120

Süßigkeiten ohne Schokolade

Süßigkeiten ohne Schokolade haben eine sehr schnelle Blutzuckerwirksamkeit, da sie kaum oder kein Fett enthalten.

Haribo		
Berries, 5 Stück, ca. 20 g	1,5	70
Bumix, 5 Stück, ca. 25 g	2,0	85
Frösche, 3 Stück, à 5 g	1,0	50
Goldbären, klein, 14 Stück, ca. 30 g	3,0	110
Goldbären, mittelgroß, 3 Stück, ca. 12 g	1,0	40
Happy Cherries, 3 Stück, ca. 25 g	2,0	85
Happy Cola, 6 Stück, ca. 25 g	2,0	85
Happy Cola XXL, 4 Stück, ca. 32 g	2,5	110
Kinder-Schnuller, Bärli, 4 Stück, ca. 40 g	3,0	135
Konfekt, 4 Stück, ca. 12 g	1,0	45
Konfektstangen, 2 Stück, ca. 16 g (8 cm)	1,0	55
Maoam Kaubonbons, 2 Stück, ca. 12 g	1,0	45
MiniRado, 10 Stück, ca. 13 g	1,0	45
Pico Balla, 16 Stück, ca. 13 g	1,0	50

Süßigkeiten

	BE	kcal
Primavera Erdbeeren, 4 Stück, ca. 10 g	1,0	35
Rotella Schnecken, 1 Stück, ca. 14 g	1,0	40
Sali-Kritz, 3 Stück, ca. 12 g	1,0	45
Salino, 2 Stück, ca. 16 g (6 cm)	1,5	50
Salzbrezeln, 2 Stück, ca. 12 g	1,0	40
Stafetten, 3 Stück, ca. 12 g (3 cm)	1,0	40
Tropifrutti, 5 Stück, ca. 25 g	2,0	85
Vampire, 3 Stück, ca. 27 g	2,0	90
Veilchen Pastillen, 8 Stück, ca. 12 g	1,0	40
Weiße Mäuse, Süße Mäuse 3 Stück, ca. 25 g	1,0	85
Katjes		
Fred Ferkel, 3 Stück, ca. 24 g	2,0	80
Frucht Katzen, 8 Stück, ca. 13 g	1,0	45
Geleefrüchte, 5 Stück, ca. 34 g	3,0	115
Jogger Lakritz, 6 Stück, ca. 26 g	2,0	90
Joghurt Gums, 3 Stück, ca. 15 g	1,0	45
Katjes-Kinder, Katzen Ohren, 10 Stück, ca. 13 g	1,0	ca. 45
Katzen Pfötchen, 5 Stück, ca. 13 g	1,0	45
Lakritz Batzen, 4 Stück, ca. 12 g	1,0	40
Saure Kirschen, 6 Stück, ca. 27 g	2,0	90
Saure, salzige Heringe, 3 Stück, ca. 12 g	1,0	40
Tappsy Fruchtlakritz, 2 Stück, ca. 21 g	1,5	70
Tropenfrüchte, 5 Stück, ca. 24 g	2,0	80
Tropen Lakritz, 2 Stück, ca. 11 g	1,0	40

Achtung! Die gleichen Süßigkeiten können je nach Verpackung unterschiedliche Größen aufweisen. So sind zum Beispiel Happy Cherries aus dem 300-g-Beutel deutlich kleiner als die aus dem 1000-g-Gebinde.

	BE	kcal
Storck		
Campino Erdbeer, 1 Stück, 5 g	0,5	20
Mamba, 1 Stück, 5 g	0,5	20
Nimm 2, 1 Stück, 6 g	0,5	25
Riesen, 1 Stück, 8 g	0,5	35
Werther's Original, 1 Stück, 5 g	0,5	20
Sonstige		
Coco Cabana, 1 Stück	0,5	40
Englische Winegums, 3 Stück, 12 g	1,0	40
Giotto (Ferrero), 6 Stück	1,0	155
Karamel-Bonbon, 2 Stück, 14 g	1,0	60
Kokosflocken, 1 Stück, 15 g	1,0	70
Marshmallow, 15 g	1,0	50
Popcorn, gezuckert, 1 Portion, 40 g	2,5	150
tic tac, 20 Stück	1,0	40

Eis

Bitte beachten Sie, dass es bei Milchspeiseeis und Sahneeis durch den hohen Fettgehalt nur zu einem recht langsamen Blutzuckeranstieg kommt.

Fruchteis, 1 Kugel, ca. 50 g	1,5	75
Milcheis, 1 Kugel, ca. 50 g	1,0	100

Kleinpackungen (Angaben pro Stück)

Langnese		
Brauner Bär	1,5	130
Calippo Cola	2,5	90

	BE	kcal
Capri	1,0	50
Cornetto Bottermelk Zitrone	3,0	195
Cornetto Erdbeer	3,0	190
Cornetto Haselnuss	2,5	230
Cornetto Royal Amarena	3,5	250
Cuja Mara Split	1,5	95
Domino	1,5	130
Ed von Schleck	1,0	90
Flutschfinger	1,5	50
Konfekt, 6 Stück	1,0	130
Magnum Caramel & Nuts	2,0	185
Magnum Classic	3,0	255
Magnum Double Caramel	4,0	350
Magnum Mandel	2,5	270
Magnum Weiß, Yoghurt Fresh	2,5	ca. 250
Mini Milk	0,5	30
Nogger, Nogger Toffi	2,0	ca. 210
Riesen Happen	1,5	115
Solero Exotic	2,0	105
Lidl		
Gelatelli		
– Mini Mix, mit Fruchtsorbet	1,0	55
– Mini Mix, Vanille/Schoko	1,0	115
Gelatelli Minis (Hörnchen):		
Schokolade, Vanille, Haselnuss	1,0	75
Choco Almond	2,5	325
Choco Crisp	3,0	305
Choco Vanille	2,5	300
Erdbeer Crisp	3,0	280
Mars Ice Cream	2,0	165
Pückler Schnitten	1,5	110

	BE	kcal
Sandwich	1,5	ca. 160
Snickers Ice Cream	2,0	185
Schöller, Nestlé		
Beach Cola	2,5	110
Big Sandwich	2,0	155
Brausespass	1,5	80
Bum Bum	2,0	165
Donald	1,5	90
Frubetto, Joghurt Lemon Apfel	1,5	95
Frubetto, Joghurt Waldfrucht	1,5	90
Kaktus	1,5	70
La Crema	2,0	305
Maxibon Sandwich	3,5	330
Milk Tropsy	0,5	25
Mövenpick Creme Vanilla & Chocolat Chips (110 g)	3,0	280
Mövenpick Creme Vanilla & Maple Walnuts (118 g)	3,0	300
Mövenpick Crisp Creme Praline, Marc de Champagne	3,0	250
Mövenpick Crisp Erdbeer Sahne	3,5	230
Mövenpick Crisp Vanille	3,0	245
Mövenpick Macao Mandel	2,5	290
Mövenpick Macao Stracciatella	2,5	260
Mövenpick Macao Vanilla	2,5	255
Mövenpick Maple Walnuts	3,0	290
Mövenpick Schwarzwälder Kirsch	3,5	255
Nesquick	1,5	115
Nucki Joghurt Kirsch	2,5	190
Nucki Nuss	2,5	250
Smarties Fun Stick	1,0	120

	BE	kcal
Smarties Pop up	2,0	130
Vivana	0,5	60

Eiswaffeln

Eistüte, 1 Stück, ca. 14 g	1,0	55
Eiswaffel, 1 Sück, ca. 14 g	1,0	70
Eiswaffelherzen, 1 Stück, ca. 12 g	1,0	50
Schokowaffelröllchen mit Schokofüllung, 1 Stück, ca. 14 g	1,0	60

Exotische Früchte, Obstkonserven, Trockenfrüchte

Exotische Früchte (pro Portion/Stück)

Akipflaume, Akee, 100 g	0,5	220
Babybanane, Ladyfinger Banane, 50 g	1,0	50
Baummelone, Papaya, 200 g	1,5	65
Cherimoya, ca. 200 g	2,5	130
Chinesische Dattel, Jujube, 100 g	2,5	105
Chinesische Haselnuss, Litschi, 30 g	0,5	20
Datteln, ca. 10–15 g	0,5	15
Feigen, ca. 70 g	1,0	35
Granatapfel, ca. 200 g	3,0	150
Guave, ca. 125 g	1,0	45
Kaktusfeige, 150 g	1,0	60
Kapstachelbeeren, Physalis, 125 g	1,5	90
Loganbeeren, 125 g	2,0	80
Mango, 125 g (kleine Frucht)	1,5	70

	BE	kcal
Mangostane, 60 g	1,0	45
Natalpflaume, Carissa, 50 g	1,0	40
Passionsfrucht, Maracuja, 100 g	1,0	65
Rambutan, 100 g	1,5	65
Sharonfrucht, Kaki, ca. 175 g	3,0	120
Sternfrucht, Karambole, ca. 100 g	0,5	30
Westindische Kirschen, Acreola, 125 g	0,5	20
Zwergorange, Kumquat, 100 g	1,5	65

Obstkonserven (pro Portion 125 g, Früchte und Saft)

»Natursüß« bedeutet nicht, dass die Zubereitung ganz ohne Zuckerzusatz auskommt. Hier wird zum Süßen lediglich kein Haushaltszucker verwendet. Die Süße erhält das Obst durch andere Zuckerarten, z.B. Traubensaft. Dennoch besteht ein erkennbarer Unterschied im KH-Gehalt zu den gezuckerten Obstkonserven.

Ananas, gezuckert	2,5	170
Apfelkompott, Apfelmus, gezuckert	2,5	100
Aprikosen, gezuckert	2,0	70
Birnen, gezuckert	2,0	75
Erdbeeren	2,0	90
Frucht-Cocktail	2,0	95
Heidelbeeren, Himbeeren	2,0	95
Kirschen	2,5	105
Mandarinen, leicht gezuckert	2,0	130
Pfirsiche, gezuckert	2,0	90
Pflaumen	2,0	95
Preiselbeeren gezuckert, 2 EL, ca. 50 g	2,0	90
Stachelbeeren	2,5	115

	BE	kcal
Libby's Natursüß Obstkonserven		
Ananas in Scheiben, Natursüß	1,5	70
Aprikosen Natursüß	1,5	55
Birnen, Fruchtcocktail Natursüß	1,5	60
Mandarin-Orangen Natursüß	1,0	55
Pfirsiche Natursüß	1,5	70
Tiefkühl-Obst Golden Fruit Paradiesgarten (Aldi)		
Beerenmischung mit Sauerkirschen, gesüßt, 125 g	0,5	50
Erdbeeren, gesüßt, 125 g	1,0	50
Sauerkirschen, ohne Stein, gesüßt, 125 g	1,0	70
Tropische Fruchtmischung, gesüßt, 125 g	1,5	70

Trockenfrüchte

	BE	kcal
Apfelscheiben, 25 g	1,5	65
Aprikosen, 25 g	1,0	60
Backobst, gemischt, 25 g	1,5	70
Cranberries, getrocknet (mit Zucker), 8 Stück, 12 g	1,0	40
Datteln, 2 Stück, 15 g	1,0	40
Feigen, 2 Stück, 60 g	3,0	150
Pflaumen, 3 Stück, 15 g	1,0	45
Rosinen, 3 KL	1,0	60

Desserts und Nachspeisen, Milchprodukte

Aus eigener Herstellung

	BE	kcal
Baklava (türkisches Blätterteiggebäck), 1 Stück, 150 g	6,5	645
Bayerische Creme, 1 Portion	3,5	390
Birne Hélène, 1 Portion	6,5	560
Crêpe Suzette, 125 g	3,5	285
Flan, 1 Portion	1,5	325
Grießpudding, 150 g	2,5	160
Helva (türkisches Halva), 25 g	1,0	130
Kaltschale Buttermilch, 1 Teller, 250 ml	2,5	155
Kaltschale Frucht, 1 Teller, 250 ml	3,5	130
Karamellcreme, 125 g	2,0	125
Mandelpudding (aus Puddingpulver), 150 g	2,5	150
Milchreis, 150 g	3,5	225
Obstsalat (frisch, ohne Zucker), 150 g	2,0	85
Pfirsich Melba, 1 Portion	6,0	450
Rote Grütze, 125 g	4,0	150
Salzburger Nockerln, 150 g	1,5	250
Schokoladenpudding (aus Puddingpulver), 150 g	2,5	165
Schokoladen-Sahne-Creme, 125 g	2,5	330
Tiramisu, 150 g	5,0	365
Vanillepudding (aus Puddingpulver), 150 g	2,5	150
Weincreme, 125 g	2,0	160
Welfencreme, 1 Portion	2,0	315

Dessert-Saucen

	BE	kcal
Dessert-Soße Vanille (ohne Kochen), 250 ml	2,5	160
Dessert-Soße Vanille (zum Kochen), 250 ml	3,0	240
Himbeer, Waldfrucht, 1 Portion, 50 ml	2,5	95
Schokolade, 1 Portion, 50 ml	4,0	175
Vanilla-Sahne, 1 Portion, 50 ml	1,0	70

Fertigprodukte

Danone

	BE	kcal
Fruchtzwerge, 1 Becher, 50 g	0,5	60
Fruchtzwerge weniger süß, 1 Becher, 50 g	0,5	55

Dr. Oetker

	BE	kcal
Apfel-Püfferchen, 1 Beutel, 360 g	12,0	760
Bourbon-Vanille-Soße, 250 ml	4,0	270
Götterspeise, 150 g	2,5	110
Grießbrei nach klassischer Art, 1 Beutel zubereitet, 590 g	10,0	650
Jobst, alle Sorten, 150 g	2,5	140
Kaiserschmarrn, 1 Beutel zubereitet, 420 g	13,0	850
Milchnudeln Vanille, 1 Beutel zubereitet, 620 g	12,0	750
Milchreis nach klassischer Art, 1 Beutel zubereitet, 620 g	12,5	770
Mousse chocolat, 100 g	2,0	185
Mousse Weißwein/Rotwein, 100 g	2,5	180

Exquisa

	BE	kcal
Frucht & Quark fitline, 0,2 % Fett, alle Sorten, 125 g	2,0	115

	BE	kcal
Frucht-Quark 0,2 % Fett Kirsch, 500 g	7,5	435
Frucht-Quark Der Sahnige Erdbeer, 500 g	7,5	670
Frucht-Quark Vanilla auf Frucht 0,2 % Fett, alle Sorten, 500 g	10,0	505
Müller		
Froop, alle Sorten, 150 g, i. D.	2,5	170
Knusper Joghurt Original, 150 g	2,0	200
Milchreis 0,1 % Fett Zimt, 200 g	4,0	195
Milchreis Pur (ohne Soße), 200 g	3,5	210
Milchreis Schoko, Zimt, 200 g	4,0	225
Schlemmer Joghurt, alle Sorten, 150 g, i. D.	2,5	170

Sonstige Milchfertigprodukte (i. D.)

	BE	kcal
Dickmilch mit Frucht, 1,5 % Fett, 175 g	2,5	155
Joghurt mit Frucht, 3,5 % Fett, 150 g	2,0	145
Kefir mit Frucht, 3,5 % Fett, 200 g	2,5	200
Sahne-Frucht-Joghurt, 150 g	2,0	215

Beilagen

	BE	kcal
Backofen-Herzogin-Kartoffeln, TK, 3 Stück, ca. 50 g	1,0	105
Backofenkroketten, TK, 2 Stück, ca. 30 g	1,0	70
Bauernfrühstück, frisch zubereitet, 350 g	3,5	700
Ebly Original Zartweizen, 1 Portion, 60 g roh	4,0	205
Eierspätzle, 75 g Trockengewicht	5,0	275

	BE	kcal
Gnocchi (Aldi), 1 Portion, 300 g	10,0	445
Grießschnitte, 1 Stück, 50 g	1,0	90
Grünkernbratling, 150 g	4,0	340
Kartoffelgratin, TK, 400 g	6,0	490
Kartoffelpüree, mit Milch zubereitet, 200 g	2,0	105
Kartoffelsalat mit Crème fraîche (Aldi), 3 EL, 110 g	1,5	225
Knödel, halb und halb (Pfanni), 1 Stück	2,5	105
Potatoe-Wedges, Kartoffelspalten in Gewürzkruste, TK (Lidl), 200 g, ca. 26 Spalten	4,0	270
Reibekuchen, TK, ca. 3 Stück, 150 g	3,0	225
Reiskugel im Kochbeutel, 1 Kugel, 100 g	2,5	120
Risotto, Fertigprodukt, 200 g	6,0	350
Rohe Klöße (Pfanni), 1 Stück	2,0	100
Rösti Ecken, TK, 1 Stück, 56 g	1,0	90
Schwäbische Schupfnudeln, TK, 3 Stück, ca. 30 g	1,0	45
Semmelknödel (Pfanni), 1 Stück	2,0	130
Tortelloni mit Ricotta und Spinat (Lidl), 1 Portion, 250 g	10,5	650
Uncle Ben's Express Reis, 1 Beutel, 250 g:		
– Basmati, Risi Bisi	7,5	370
– Chinesisch, Indisch, Mexikanisch	7,5	ca. 390
– Jasmin-Reis	8,5	420
– Mediterran	8,0	455
– Natur-Reis	7,5	400
– Spitzen-Langkorn	8,0	365

Fast Food

Wenn schon Fast Food, dann aber mit Berechnung und der entsprechenden Insulindosis. Denken Sie auch an den z.T. recht hohen Kaloriengehalt! Die Angaben beziehen sich jeweils auf eine Portion.

Burger King

	BE	kcal
BBQ Burger	4,0	430
Big King	3,5	580
Cheeseburger Double	3,0	480
Chicken Supreme	5,5	595
Country Bagel	5,5	530
Crispy Chicken	4,0	490
Doppel Whopper	4,5	835
Fish King	6,0	450
Grilled Chicken Delight Classic	3,0	295
Grilled Chicken Wrap	3,5	275
Hamburger	3,0	280
Kindertorte	1,5	170
King Pommes, kleine Portion	2,5	205
King Pommes, mittlere Portion	4,5	320
King Pommes, große Portion	5,5	395
King Sundae mit Erdbeersauce	3,5	220
Schokodonut, Vanilledonut	2,5	ca. 250
Schoko Muffin	4,5	420
Sweet Bagel	7,5	565
Triple Whopper	4,5	1065
Whopper	4,5	610

Mc Donalds

	BE	kcal
Apfeltasche	3,0	195
Bacon & Egg Mc Muffin	2,5	315
Big Mac	4,0	495
Cheeseburger	3,0	300
Chicken McNuggets, 4 Stück	1,0	170
Fischmac	3,5	350
Fisch McNuggets	1,5	170
Frucht Tüte	1,0	45
Fruit & Yogurt	3,0	160
Hamburger	3,0	255
Ketchup, 1 Portionstüte	0,5	20
McChicken	4,0	455
McCroissant	2,5	285
Mc DeLachs	4,5	385
Mc Flurry Smarties	5,0	360
McRib	4,5	480
Mc Sundae Eis (ohne Waffel)	2,0	135
Milchshake Erdbeer, Vanille (0,3 l)	4,5	ca. 255
Milchshake Schoko (0,3 l)	4,0	260
Mini Zitronenkuchen	5,0	380
Pommes Frites, kleine Portion	3,0	235
Pommes Frites, mittlere Portion	4,0	340
Pommes Frites, große Portion	6,0	470
Sweet Breakfast (ohne Aufstrich)	4,5	420
Texas Mac	4,0	550

Nordsee

Alaska Seelachs, gebacken	2,5	395
Backfisch-Baguette	5,0	445
Bismarck-Baguette	3,0	285

	BE	kcal
Bremer	5,5	340
Calamares-Box	4,5	455
Fish & Chips mit 4 Stück Backfisch	7,0	510
Garnelen Box	5,0	580
Kartoffel-Box	5,0	295
Matjes-Baguette	3,0	275
Mozzarella-Ciabatta	4,0	330
Räucherlachs-Ecke	4,0	415
Tolle Tüte mit Pommes, Ketchup, 2 Fischstäbchen	5,0	380
Wikinger	7,0	575

Fertiggerichte

Beachten Sie bei Fertiggerichten mit hohem Fettgehalt, dass der Blutzucker trotz hoher BE-Mengen langsamer als erwartet ansteigen kann.

Kleine Gerichte

Lidl, Dulano-Fertiggericht, 1 Packung, 220 g:		
– Asia Snacker	3,5	310
– Chili con Carne	2,5	290
– Curry-Bratwurst »Curry Snacker«	2,0	370
– Jägertopf	1,0	300
Frühlingsrolle, 1 Stück, 150 g	4,0	190

Tiefkühlgerichte

	BE	kcal
Aldi		
Eskimo, ¹/₂ Packung, 250 g:		
– Hähnchen Filetstücke, chinesisch süß-sauer	2,0	175
– Hähnchen Filetstücke, Gärtnerin	1,0	245
– Puszta-Töpfchen Rindfleisch	1,0	175
– Putencurry in fruchtiger Currysauce	2,5	305
– Rinder-Geschnetzeltes Italien Art	1,5	240
– Sahne-Geschnetzeltes vom Schwein in Pilz-Rahm-Sauce	1,0	245
Hühnerfrikassee	1,0	270
Kohlroulade, pro Stück, 250 g	2,0	530
Eskimo Fischgerichte:		
– Alaska Seelachs in Senfsauce, 250 g	1,0	200
– Fischpfanne mit Reis, 300 g	2,5	200
Eskimo Pfannengerichte, pro Portion, 300 g:		
– Nudel-Pfanne mit Kasseler	4,0	320
– Spätzle-Pfanne mit Kasseler	4,0	295
Jogging Pfannengerichte, pro Portion, 300 g:		
– Gnocci-Nudelpfanne mit Hähnchen, mit Putenbrust	3,5	265
– Kartoffelpfanne mit Hähnchen	2,5	245
– Penne-Gemüsepfanne Salsa	2,5	215
Gourmet Snacks, 1 Packung:		
– Cheddar Jalapeños	7,5	640
– Garnelen in Backteig	5,5	385
– Mozzarella Sticks	8,0	755
Backcamembert, 2 Stück, à 75 g	2,0	475

	BE	kcal
Pizza Casa Morando		
Familien Pizza, 1 Stück, 400 g:		
– Capricciosa	11,0	930
– Tomate Mozzarella	11,0	950
– Vegetariana	11,0	850
Pizza Steinofen, 1 Stück, 350 g:		
– Champignon	9,0	645
– Schinken	8,5	755
– Speciale, 4-Käse	8,5	ca. 850
– Thunfisch	8,5	950
Picco Belli, 1 Stück, 30 g, alle Sorten	1,0	ca. 75
Baguettes, 1 Stück, 125 g:		
– Salami	3,5	290
– Schinken, Champignon	3,5	255
Casa Morando, 1 Packung, 400 g:		
– Fettuccine in Käsesauce	6,0	830
– Lasagne Bolognese	6,0	745
Kartoffel Knuspertaschen mit Emmentaler u. Bechamelsauce, 1 Portion, 150 g	3,5	265
Kartoffel Knuspertaschen mit Frischkäse, 1 Portion, 150 g	3,5	280
Vossko Hähnchen Medaillons, $^1/_2$ Packung, 2–2$^1/_2$ Stück:		
– Caprese	0,5	305
– Hawaii	1,5	355
– Suprême	2,0	400
– Tessiner Art	1,0	340
Fisch-Frikadelle, 1 Stück, 62 g	1,5	90
Fischstäbchen, 2 Stück, 60 g	1,0	110
Dr. Oetker		
Bistro Baguette Jambon a la Parisienne	3,5	255

	BE	kcal
Ciabatone Tonno, 310 g	9,0	660
Pizza Big Americans Supreme, 450 g	12,5	1090
Pizza Culinaria Chicken Barbecue, 370 g	9,0	820
Pizza Die Ofenfrische Salami, 380 g	10,5	880
Pizza Flammkuchen »Elsässer Art«, 310 g	7,5	850
Pizza Ristorante Classica Salame, 320 g	8,5	870
Pizza Ristorante Piccolissima Mozzarella, 30 g	0,5	65
Pizza Snack Hawai, 135 g	4,0	360
Lidl		
Alaska Seelachs in Blätterteig mit Kräutersauce	3,0	395
Ocean Trader Knuspertasche Florentine, 2 Stück, 100 g	2,0	220
Shrimps in Blätterteig mit Spargel	3,5	395
Gusto di Mare, 1/2 Packung, 150 g:		
– Wildlachsfilet in Blätterteig	3,0	390
– Wildlachsfilet in Blätterteig mit Porree	3,0	375

Eintöpfe und Suppen aus der Dose

Wenn man Konservengerichte mit einem frisch zubereiteten Salat und einem Stück Obst ergänzt, können sie gelegentlich eine frisch zubereitete Mahlzeit ersetzen.

Erasco		
Eintöpfe, 1/2 Dose, 400 g:		
– Bohnen-Eintopf	3,5	320
– Chili con Carne	6,5	510
– Chinesischer Gemüsetopf	2,0	126
– Curry-Reistopf »India«	4,0	230
– Erbsen-Eintopf Hubertus	3,5	355

	BE	kcal
– Feuertopf	3,0	245
– Frühlingstopf	3,0	150
– Graupentopf	2,5	150
– Grüne Bohnen-Topf	1,5	170
– Kartoffeltopf mit Würstchen	3,0	285
– Markklößchen-Topf	2,0	195
– Minestrone	2,0	115
– Pichelsteiner Topf	1,5	115
– Serbische Bohnensuppe	3,0	265
– Spätzle-Topf mit Linsen	3,5	285
– Ungarische Gulaschsuppe	1,5	215
Eintöpfe »1 Portion«, 1 Dose, 400 g:		
– Erbsen-Eintopf	3,5	340
– Hühner-Nudeltopf	2,0	215
– Rindfleisch-Nudeltopf	2,0	170
– Spaghetti	4,0	210
Lidl		
Eintöpfe, 1/2 Dose, 400 g:		
– Linsensuppe mit Würstchen	4,5	390
– Sauerkraut-Eintopf	4,5	370
– Spirli-Nudeltopf	5,5	300
– Texas-Topf	5,5	390
Maggi		
Nudelgerichte, 1/2 Dose, 400 g:		
Gemüse-Ravioli	5,5	295
Penne Tomate-Mozzarella	4,0	225
Ravioli in pikanter Sauce	4,0	310
Ravioli in Tomatensauce	5,0	315
Spaghetti Bolognese	4,0	290
Ein Teller (pro Dose):		
– Bauerntopf	2,5	275

Fertiggerichte

	BE	kcal
– Chili con Carne	4,5	315
– Erbseneintopf mit Speck	2,5	315
– Gulaschtopf mit Kartoffeln	2,0	215
– Kartoffeltopf »Ratsherren Art«	2,5	200
– Nudeltopf mit Huhn	2,0	300
– Ravioli »Bolognese«	3,5	295
– Reistopf mit Huhn	2,5	235

Trocken-Fertigprodukte

	BE	kcal
Miracoli (Kraft), 1 Portion, zubereitet 160 g gesamt	8,5	495
Aldi, 1 Portion, 250 ml:		
– Bärlauchcremesuppe	1,5	95
– Blumenkohl-Broccoli-Cremesuppe	1,0	80
– Champignoncremesuppe	1,5	120
– Frühlingssuppe mit Nudeln	1,5	75
– Gemüsesuppe italienische Art	0,5	45
– Grießklößchensuppe	1,0	80
– Kartoffelcremesuppe mit Crème fraîche	1,5	185
– Lauchcremesuppe	1,0	110
– Spargelcremesuppe	1,0	90
– Tomatencremesuppe Gärtnerin	1,5	70
– Tomatencremesuppe Risoni mit Nudeln und Reis	1,5	75
– Zwiebelsuppe	1,0	50
Knorr		
Gemüse Satt, 1 Portion, 250 ml:		
– Kartoffel-Lauch-Suppe	1,5	90
– Sommer-Gemüse-Suppe	1,5	95
– Strauchtomaten-Suppe	1,5	75

	BE	kcal
Knorr Fix, 1 Beutel:		
– Chili con Carne, 38 g	1,5	110
– Gulasch, 54 g	3,0	165
– Lachs-Sahne-Gratin, 40 g	2,0	200
– Spaghetti Bolognese, 46 g	2,5	150
Suppenliebe, 1 Portion, 250 ml:		
– Buchstaben-Suppe	1,5	90
– Frühlings-Suppe	1,0	55
– Grießklößchen-Suppe	0,5	40
– Hühnersuppe	0,5	70
Maggi		
5 Minuten Terrine, 1 Becher:		
– Chili con Carne	3,0	230
– Gulaschtopf	3,5	235
– Kartoffelbrei mit Fleischklößchen	2,5	205
– Nudeln in Lachs-Sahne-Sauce	3,5	245
– Spaghetti Bolognese	3,5	250
– Spaghetti in Tomatensauce	4,0	230
Feel good-Terrine, 1 Becher:		
– Hühnerbouillon mit Nudeln	3,0	170
– Kartoffelbrei mit Frühlingsgemüse	2,5	150
– Tomatensuppe mit Nudeln	3,5	180
Suppenterrine Kohlsuppe, 1 Becher:		
– Asia, Classic	1,0	ca. 65
Wirtshaus, ½ Tüte, 1 Portion:		
– Nudeln in Gulaschsauce	4,5	260
– Nudelpfanne »Försterin«	5,0	300
– Schwäbische Käse-Spätzle	4,0	255

Saucen

	BE	kcal
Aldi		
Delikato Schlemmersaucen, 1 Portion, 50 ml:		
– Barbecue, Chili, Steak, Zigeuner	1,0	ca. 45
– Cocktail, Knoblauch	0,5	175
– Salsa	0,5	30
Delikato Tomatenketchup, 1 Port., 20 g	0,5	20
Delikato Tomatenketchup, LIGHT, 1 Port., 20 g	0,0	10
Delikato Bolognese Nudelsauce, $\frac{1}{2}$ Glas, 210 g	1,5	175
Knorr		
Schlemmersaucen, 1 Portion, 50 ml:		
– Asia süß-sauer	1,5	55
– Barbecue, Chili	1,0	40
– Curry	0,5	125
– Honig-Senf-Dill	0,5	215
– Knoblauch	0,5	180
– Schaschlik, Zigeuner	1,0	45
Tafelfertige Saucen, 1 Packung, 250 ml:		
– Asia Curry Sauce	1,5	605
– Rahmsauce	1,0	590
– Sauce Bearnaise , Hollandaise	1,0	1175
Tomato al Gusto, 1 Packung, 370 g:		
– Arrabiata, Basilikum	2,0	ca. 125
– Bolognese	3,0	280
– Carbonara al Gusto	1,5	405
– Champignon	2,5	145
– Kräuter , Lasagne, Pizza	2,0	ca. 125

	BE	kcal
Thomy		
Les Sauces, 1 Packung, 250 ml:		
– Bearnaise	1,5	515
– Gratin-Sahne-Sauce	1,0	270
– Hollandaise	1,0	585
– Sahne-Sauce für Lachs	1,0	475
– Tomaten-Sahne-Sauce	2,5	205
Uncle Ben's, ½ Glas, 200 g:		
– Chinesisch Kantonesisch	5,5	220
– Chinesisch Limone und Ingwer	5,0	205
– Chinesisch Süß-Sauer Extra Gemüse oder Ananas	4,5	180
– Chinesisch Szechuan	2,5	180
– Indisch Rotes Curry	2,0	215
– Mexikanisch Chili mit Bohnen	2,0	110
– Thailändisch Cremiges Curry	3,0	220
– Thailändisch Süß-Pikant	5,0	210

Getränke

Zuckerhaltige Getränke sind keine Durstlöscher. Alternativen ohne Berechnung sind mit Süßstoff gesüßte Limonaden.

Getränke ohne Milch

	BE	kcal
Apfelfruchtsaftgetränk, 200 ml	2,5	100
Apfelsaft ohne Zucker, 200 ml	2,0	90
Apfelschorle (ohne Zucker), 200 ml	1,0	45
Bananennektar, 200 ml	2,5	105
Bier, alkoholfrei, 500 ml	2,5	125
Bitter Lemon, 200 ml	1,5	70
Cola, 200 ml	2,0	110
Eistee (Nestea Zitrone), 333 ml	3,5	130
Fanta, 200 ml	2,0	80
Ginger Ale, 200 ml	1,5	70
Karottensaft mit Honig (Aldi), 330 ml	3,0	130
Malzbier, 200 ml	2,0	110
Orangensaft ohne Zucker, 200 ml	2,0	85
Pampelmusensaft ohne Zucker, 200 ml	1,5	80
Rote-Bete-Saft, 200 ml	1,5	75
Rote Schorle, 500 ml (Aldi)	3,0	120
Sojamilch, ungesüßt, 200 ml	0,5	100
Tonic Water, 200 ml	1,5	60
Traubenschorle, 500 ml (Aldi)	4,5	185
Zitronenheißgetränk, 1 Beutel, 10 g	1,0	35
Zitronenlimonade, 200 ml	1,5	65
Zitronentee instant, 20 g für 200 ml	2,0	80

Getränke mit Milch

	BE	kcal
Ayran (türkisches Joghurtgetränk), 200 ml	0,5	70
Molke, 500 ml	2,5	120
Trinkmilch lactosefrei, 3,5 % Fett, 200 ml	1,0	130
Aldi		
Joghurt Drink Grazil, 0,1 % Fett:		
– Apfel-Mango, Erdbeer, Orange, 500 ml	7,0	ca. 360
– Classic, 500 ml	6,0	330
Molke Drink z.B. Vollfit, 0,1 % Fett:		
– Mango, Tropic, 500 ml	5,0	ca. 225
Vollfit probiotischer Joghurtdrink:		
– Orange, Vanille, 125 ml	2,0	ca. 95
– Pur, 1 Flasche, 125 ml	1,0	60
Actimel Drink (Danone) Classic, Orange, 100 ml	1,5	ca. 90
Actimel Drink 0,1 % Fett (Danone) Classic, 100 ml	0,5	35
LC 1 Drink Original (Nestlé), 90 ml	1,0	75
Yakkult, 65 ml	1,0	50
Müller		
Fitness Molke 0,1 % Fett, alle Sorten, 500 ml, i. D.	3,5	165
Froop Trinkjoghurt, alle Sorten, 1 Flasche, 200 g, i. D.	2,5	190
Fruchtbuttermilch, alle Sorten, 1 Becher, 500 ml, i. D.	5,5	310
Müller Drink, alle Sorten, 440 ml, i. D.	3,0	130
Müllermilch 0,1 % Fett, alle Sorten, 400 ml, i. D.	3,5	200
Müllermilch, alle Sorten, 1 Becher, 500 ml, i. D.	6,5	385

Kaffee- und Kakaospezialitäten

Kaffee- oder Kakaospezialitäten enthalten oft sehr viel Zucker. Die zuckerfreie Variante wird gerne mit Milchzucker gesüßt und führt ebenso zu einem Blutzuckeranstieg.

	BE	kcal
Eiskaffee, 200 ml	1,5	375
Eisschokolade, 200 ml	6,0	585
Irish Coffee, 200 ml	2,5	430
Jacobs Choco Cappuccino 3 KL mit 125 ml Wasser	1,0	50
Jacobs Choco »so leicht« Cappuccino, 3 KL mit 125 ml Wasser	0,5	35
Kakaogetränk	2,0	160
Kakaogetränkepulver, 1 EL, 15 g	1,0	55
Latte Macchiato, 4 gehäufte KL, ca. 17 g	1,0	65
Néscafe frappé Eiskaffee, Original, 14 g Pulver und 200 ml Milch	2,0	145
Ovomaltine, 200 ml	2,0	160